Haferflocken Rezepte

50 WUNDERBARE, GESUNDE REZETE MIT HAFTERFLOCKEN - VON BROT ÜBER PORRIDGE BIS ZU COOKIES

Inhaltsverzeichnis

EINLEITUNG

Haferflocken sind gesund und es gibt sie in verschiedenen Varianten. Da sind die, die aus dem ganzen Haferkern gemacht sind, aus geschnittenen Haferkernen und aus Hafermehl. Die Haferflocken aus ganzen Haferkernen sind sehr fest. Daher eignen sie sich besonders bei Salaten und Müsli. Die Haferflocken aus geschnittenen Kernen sind viel zarter und eignen sich für Porridge. Die Flocken aus Hafermehl schmelzen fast sofort und eignen sich überall dort, wo sie sich auflösen sollen.

Haferflocken enthalten nur einen geringen Glutenanteil, sind dafür jedoch reich an Mineralien, Vitaminen und Ballaststoffen. Die in ihnen enthaltenen Kohlenhydrate sind komplexer Natur. Damit braucht der Körper viel länger, um sie zu verdauen, was dich länger satt hält. Darüber hinaus helfen sie, den Cholesterinspiegel zu senken. Das hilft deinem Herzen und bewahrt dich vor Herzkrankheiten.

Nicht nur sind sie gesund, sie lassen sich in vielen, schmackhaften Rezepten verarbeiten. Damit bekommst du nicht nur einfach etwas Gesundes, du kannst auch ständig variieren. Das erhält die Motivation, dich gesund zu ernähren.

KAPITEL 1: HAFERFLOCKEN LEICHT

Leichte Rezepte mit Haferflocken drehen sich um eine leichte Zubereitung und einen leichten Magen. Du musst also nicht viel Zeit mitbringen oder erst einen Doktor machen und du musst dich nicht sorgen, ob dir das Ganze später schwer im Magen liegt.

Das Haferflocken Frühstück

Zubereitungszeit: weniger als 15 Minuten

Zutaten:

1 Apfel

40 g Haferflocken

250 ml Milch

1 TL Rohrzucker

½ TL Zimt

Zubereitung:

1. Rühre die Haferflocken in die Milch
2. Erwärme nun beides
3. Schneide den Apfel
4. Rühre die Apfelstücke in die Milch hinein
5. Lass alles für ein paar Minuten quellen
6. Rühre den Rohrzucker in die Masse
7. Füge den Zimt dazu

Porridge – Das Grundrezept

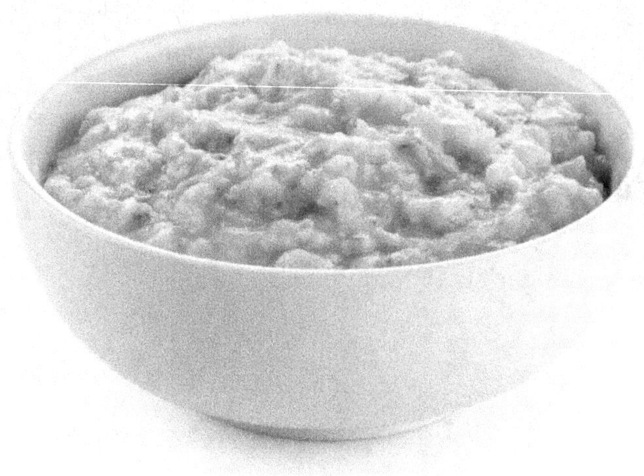

Zubereitungszeit: 20 Minuten

Zutaten:

70 g Haferflocken

350 ml Wasser

150 ml Mandelmilch

Etwas Salz

Zubereitung:

1. Nimm einen Topf mit Öl

2. Füge die Haferflocken dazu und lass sie für 5 Minuten rösten. Rühre sie dabei hin und wieder um

3. Gib das Wasser und die Milch dazu

4. Koche alles auf

5. Stell den Herd auf niedrige bis mittlere Wärme

6. Lass es danach für 15 Minuten weiterköcheln und rühre das Ganze dabei ständig um

7. Füge ein wenig Salz dazu

8. Füge deine Toppings dazu

9. Lass alles ein wenig abkühlen und serviere es

Joghurt, Haferflocken und Apfel

Zubereitungszeit: 10 Minuten

Nährwert:

Kalorien 230

Eiweiß 9 g

Fett 5 g

Kohlenhydrate 33 g

Zutaten:

1 Klementine

½ Apfel

150 fettarmer Joghurt

3 EL Haferflocken

Zubereitung:

1. Schäle die Klementine. Achte dabei darauf, die Haut völlig zu entfernen.

2. Schneide die Klementine in dünne Scheiben.

3. Wasche den Apfel und schneide ihn in 4 Teile, wobei du das Kerngehäuse entfernst

4. Fülle den Joghurt in ein Schälchen

5. Richte das Obst, die Haferflocken und den Joghurt auf einen Teller an und serviere das Ganze

Salat mit Beeren und einem Haferflocken-Crunch

Zubereitungszeit: 30 Minuten

Nährwert:

Kalorien 310

Eiweiß 7 g

Fett 4 g

Kohlenhydrate 56 g

Zutaten:

2 Nektarinen

500 g Erdbeeren

300 g Himbeeren

250 g rote Johannisbeeren

200 g Brombeeren

250 g Dickmilch

4 EL Limettensaft

4 EL Haferflocken

3 EL Honig

2 EL brauner Zucker

Etwas Öl

Zubereitung:

1. Verlese die Himbeeren und Brombeeren

2. Streif die Johannisbeeren vom Stiel

3. Wasch die Erdbeeren, putze und halbiere sie

4. Wasche die Nektarinen

5. Schneide das Fruchtfleisch der Nektarinen vom Kern

6. Mische die Früchte mit dem Honig und Limettensaft

7. Lass alles für 30 Minuten ziehen

8. Gib die Haferflocken ohne Fett oder Öl in eine Pfanne und röste sie für einen Moment

9. Bestreue sie mit braunem Zucker und lasse diesen karamellisieren

10. Verteile das Ganze auf eine Alufolie, die du zuvor mit Öl bestrichen hast und lass alles abkühlen

11. Gib die Dickmilch und die Haferflocken zu den Früchten und serviere sie

Crêpe mit Haferflocken und Erdbeeren

Zubereitungszeit: 15 Minuten

Nährwert:

Kalorien 300

Eiweiß 13 g

Fett 12 g

Kohlenhydrate 33 g

Zutaten:

1 mittelgroßes Ei

200 g geputzte Erdbeeren

30 g geschälte Kiwi

30 g fettarme Dickmilch

20 g dunkles Weizenmehl

10 g Haferflocken

4 EL Mineralwasser

1 TL Butter oder Margarine

Ein wenig Zimt und Süßstoff

Zitronenmelisse

Zubereitung:

1. Gib das Mineralwasser, Ei und Mehl in eine Schüssel und verrühre sie mit einem Schneebesen zu einem Teig

2. Lass den Teig für 15 Minuten quellen

3. Putze und wasche die Erdbeeren

4. Schneide die Erdbeeren in Hälften oder Viertel, je nach Größe

5. Halbiere die Kiwi und schneide sie in Streifen

6. Schmecke die Dickmilch mit Zimt und dem Süßstoff ab

7. Gib die Haferflocken in eine trockene Pfanne und röste sie goldbraun

8. Nimm dir eine andere, eine beschichtete Pfanne und erhitze etwas Fett darin

9. Fülle den Teig in die Pfanne mit dem Fett backe ihn von beiden Seiten goldbraun

10. Gib die Erdbeeren und Kiwi auf den Teig und klappe ihn über

11. Bestreue das Ganze mit den Haferflocken

12. Gib noch etwas Dickmilch darauf und verziere es mit der Zitronenmelisse

Müsli mit Ananas, Mango und Haferflocken

Zubereitungszeit: 10 Minuten

Nährwert:

Kalorien 330

Eiweiß 8 g

Fett 4 g

Kohlenhydrate 60 g

Zutaten:

200 g Ananas

200 g Mango

150 g fettarme Dickmilch

1 EL Honig

Ein wenig Minze

Zubereitung:

1. Röste die Haferflocken in einer trockenen Pfanne
2. Nimm sie aus der Pfanne und lass sie abkühlen
3. Derweil schälst du die Ananas und Mango
4. Schneide beide in Stücke
5. Schichte die Früchte mit den Haferflocken, der Dickmilch und dem Honig in einem Glas
6. Verziere alles mit der Minze und serviere es

Heidelbeerquark mit Haferflocken

Zubereitungszeit: 8 Minuten

Nährwert:

Kalorien 280

Eiweiß 22 g

Fett 3 g

Kohlenhydrate 43 g

Zutaten:

125 g Magerquark

60 g Heidelbeeren

30 g Haferflocken

1 EL Honig

Zubereitung:

1. Reinige die Heidelbeeren oder taue sie auf

2. Verrühre den Quark und die Heidelbeeren

3. Richte die Haferflocken mit dem Quark in einer Schüssel an

4. Beträufel alles mit Honig und serviere es

Müsli mit Apfel, Kiwi, Walnüssen, Sojajoghurt und Haferflocken

Zubereitungszeit: 10 Minuten

Nährwert:

Kalorien 480

Eiweiß 16 g

Fett 15 g

Kohlenhydrate 68 g

Zutaten:

1 Apfel

125 g Sojajoghurt

50 g Kiwi

40 g Haferflocken

10 g Haferkleie

10 g Honig

10 g Walnusskerne

Zubereitung:

1. Rühre den Joghurt richtig glatt

2. Wasch den Apfel, entkerne ihn und schneide ihn in Stücke

3. Leg die Hälfte zur Seite und würfle die andere Hälfte

4. Schäle die Kiwi und halbiere sie längs

5. Schneide die Kiwi in Scheiben

6. Hacke die Walnusskerne

7. Vermische die gewürfelten Apfelstücke mit der Kiwi, den Haferflocken und den gehackten Walnüssen sowie der Haferkleie in einer Schüssel

8. Füge die Hälfte des Honigs dazu

9. Gib den Joghurt auf das Müsli

10. Verziere alles mit den restlichen Apfelstückchen und dem Rest des Honigs und serviere das Ganze

Porridge mit Haferflocken und Pfirsichen

Zubereitungszeit: 30 Minuten

Nährwert:

Kalorien 480

Eiweiß 18 g

Fett 16 g

Kohlenhydrate 61 g

Zutaten:

2 reife Pfirsiche

1 Zitrone

200 g Haferflocken

1 l Milch

3 El brauner Rohrzucker

2 EL Mandelblättchen

2 EL Haferflocken

¼ TL gemahlener Zimt

Etwas Salz

Vanillepulver

Zubereitung:

1. Du benötigst eine Pfanne ohne Fett

2. Gib die Mandelblättchen und die 2 EL Haferflocken hinein

3. Röste beides für 6 Minuten, wobei du alles immer mal wieder umrührst

4. Füge 1 EL Zucker hinzu und lass ihn karamellisieren

5. Rühre alles um und gib es zum Abkühlen auf einen Teller

6. Gib die Milch in einen großen Topf und koche sie auf

7. Gib die 200 g Haferflocken in die Milch und dazu noch eine Prise Salz

8. Dreh die Wärme etwas herunter und rühre die Zutaten durch, während du sie für 10 bis 12 Minuten köcheln lässt

9. Wasche die Zitrone mit heißem Wasser ab und trockne sie danach

10. Reibe die Schale ab

11. Halbiere die Zitrone und pess den Saft heraus

12. Wasch die Pfirsiche und reib sie trocken

13. Halbiere und entsteine die Pfirsiche

14. Nimm eine weitere Pfanne zur Hand und karamellisiere 2 EL Zucker

15. Gib die Pfirsiche dazu, wobei die sie mit der Schnittfläche nach unten legst

16. Karamellisiere alles für 2 Minuten weiter

17. Wende das Ganze, gib 1 oder 2 EL Zitronensaft dazu und lass alles noch einmal für eine weitere Minute karamellisieren

18. Richte den Porridge in einer Schüssel an

19. Leg die Pfirsichhälfte darauf

20. Bestreue alles mit der Vanille swovie den Mandelblättchen und
    den Haferflocken aus der Pfanne

21. Verziere das Ganze mit den Resten der Zitrone und serviere es

Crumble mit Haferflocken und Rharbarber

Zubereitungszeit: 60 Minuten

Nährwert:

Kalorien 530

Eiweiß 10 g

Fett 12 g

Kohlenhydrate 92 g

Zutaten:

3 Stangen Rhabarber

2 Bananen

300 g kernige Haferflocken

100 g Heidelbeeren

500 ml Mandeldrink

3 EL brauner Zucker

1 EL Kokosöl

Zubereitung:

1. Putze den Rhabarber und schäle ihn

2. Schneide ihn in grobe Stücke

3. Verlese die Heidelbeeren und wasche sie

4. Lass die Heidelbeeren gut abtropfen

5. Schäle die Bananen und schneide sie in Scheiben

6. Vermenge die Haferflocken, das Kokosöl, den Honig, die 4 EL Zucker, die Früchte und den Rhabarber

7. Gib die Masse, die dabei entsteht, in eine Auflaufform

8. Gieße den Mandeldrink darüber

9. Streue noch einen EL Zucker darüber

10. Heize den Ofen auf 175 Grad vor und stell ihn auf Umluft

11. Stell die Form in den Ofen und backe das Ganze für 40 Minuten

12. Nimm alles aus dem Ofen und serviere es

Müsli mit Apfel und Kefir

Zubereitungszeit: 10 Minuten

Nährwert:

Kalorien 230

Eiweiß 9 g

Fett 5 g

Kohlenhydrate 33 g

Zutaten:

1 Apfel

150 ml fettarmer Kefir

15 g kernige Haferflocken

Ein wenig Zimt

Zubereitung:

1. Wasche den Apfel und schneide ihn in Viertel
2. Schneide das Kerngehäuse heraus
3. Schneide zwei Apfelspalten ab
4. Würfle den Rest des Apfels
5. Gib den Kefir in einen tiefen Teller
6. Verteil die Apfelstücke darauf
7. Bestreue alles zuerst mit den Haferflocken und dann dem Zimt

KAPITEL 2: HAFERFLOCKEN KUCHEN UND

TORTEN

Auch bei Kuchen und Torten brauchst du auf die gesunden Haferflocken nicht zu verzichten. Hier findest du ein paar leckere Rezepte, wie du sie anwenden kannst.

Stachelbeerkuchen mit Streuseln und Haferflocken

Zubereitungszeit: 20 Minuten

Nährwert:

Kalorien 230

Eiweiß 4 g

Fett 12 g

Kohlenhydrate 33 g

Zutaten:

700 g Stachelbeeren

600 g Mehl

375 g Butter

375 g brauner Zucker

250 g Schmand

150 g kernige Haferflocken

50 g Karamellbrotaufstrich

1 Packung Vanillezucker

Etwas Salz

Zubereitung:

1. Fette ein Backblech ein

2. Heize den Backofen auf 175 Grad vor und stell ihn auf Umluft

3. Wasche die Stachelbeeren, putze sie und lass sie abtropfen

4. Gib das Mehl, die Haferflocken und die Butter in Stücken in eine Rührschüssel

5. Füge den Vanillezucker und das Salz dazu

6. Vermische alles und dann knete es mit deinen Händen zu groben Streuseln

7. Misch die Stachelbeeren unter

8. Verteile den Mix aus Streuseln und Stachelbeeren auf dem Blech und drücke ihn leicht mit der Hand an

9. Gib das Blech in den Backofen und lass alles für 30 Minuten backen

10. Lass das Ganze danach abkühlen

11. Schlag den Schmand mit dem Schneebesen zu einer dicken Creme auf

12. Zieh den Karamellaufstrich unter den Schmand

13. Schneide den Kuchen in Stücke und serviere ihn mit dem Karamellschmand

Heidelbeertorte mit Haferflocken

Zubereitungszeit: 50 Minuten

Nährwert:

Kalorien 370

Eiweiß 4 g

Fett 15 g

Kohlenhydrate 49 g

Zutaten:

600 g tiefgefrorene Heidelbeeren

375 g Mehl

250 g Butter

250 g Gelierzucker

150 g brauner Zucker

100 g kernige Haferflocken

50 g Pecannuss-Kerne

1 EL Puderzucker

Der Saft einer Limette

Ein wenig Salz

Ein wenig Fett

Zubereitung:

1. Lass 500 g der Heidelbeeren auftauen

2. Nimm dir einen großen Topf zur Hand

3. Gib die aufgetauten Heidelbeeren, den Limettensaft und den Gelierzucker hinein

4. Erhitze alles, so dass du es umrühren kannst

5. Lass alles für 3 Minuten köcheln

6. Rühre die restlichen 100 g Heidelbeeren, die noch immer gefroren sind, unter

7. Fülle alles in eine Schüssel und lass es abkühlen

8. Schmelze die Butter

9. Gib das Mehl, den braunen Zucker, das Salz und die Haferflocken in eine Schüssel und mische alles

10. Füge die Butter hinzu

11. Nimm ein Rührgerät, um alles zu verrühren, und verknete die Masse dann mit der Hand zu Streuseln

12. Nimm dir eine Form und fette sie ein

13. Gib die Streusel in die Form und drücke sie flach auf den Boden, zieh den Rand dabei hoch

14. Hack die Nüsse fein und mische sie unter die Streusel

15. Gib die ausgekühlten Heidelbeeren in die Form und streiche sie glatt

16. Verteile die restlichen Streusel darauf

17. Heize den Backofen auf 200 Grad und stell ihn auf Umluft

18. Gib die Torte hinein und lass sie auf der unteren Schiene für 25 bis 30 Minuten backen

19. Lass alles auf einem Kuchengitter auskühlen

20. Bestäube das Ganze mit Puderzucker und serviere es mit
    Schlagsahne

Kürbisschnitte mit Haferflocken und Zimt

Zubereitungszeit: 75 Minuten

Nährwert:

Kalorien 350

Eiweiß 6 g

Fett 25 g

Kohlenhydrate 39 g

Zutaten:

4 Eier

1 Zitrone

450 g Mehl

400 g Butter

350 g Zucker

250 g geschälter Butternuss-Kürbis

250 g Mascarpone

150 g Apfelmus

150 g Dinkel-Vollkornmehl

100 g Haferflocken

2 TL gemahlener Zimt

1 Packung Vanillin Zucker

1 Packung Backpulver

Ein wenig Salz

Ein wenig Fett

Zubereitung:

1. Schneide den Kürbis in grobe Stücke

2. Koche ihn in Salzwasser für 20 Minuten, bis er weich wird

3. Gieß das Wasser ab und püriere den Kürbis

4. Lass alles abkühlen

5. Nimm dir eine Schüssel zur Hand

6. Gib 250 g Butter, 200 g Zucker, etwas Salz und den Vanillin Zucker hinein und rühre alles mit einem Schneebesen cremig

7. Rühre die Eier nacheinander unter

8. Gib 200 g Mehl, das Dinkelmehl und Backpulver nach und nach dazu

9. Rühre das Kürbispüree unter

10. Nimm ein Backblech zur Hand

11. Fette das Backblech ein und bestäube es mit Mehl

12. Gib die Masse auf das Backblech und streiche sie glatt

13. Gib 150 g Zucker, 150 g Butter, 250 g Mehl und den Zimt in eine Schüssel

14. Rühre alles mit einem Handrührgerät durch

15. Dann knete es mit den Händen zu Streuseln

16. Knete die Haferflocken unter

17. Verteile die Streusel auf den Teig

18. Heize den Backofen auf 175 Grad vor

19. Gib das Blech in den Ofen und lass alles für 35 Minuten backen

20. Nimm das Ganze heraus und lass es abkühlen

21. Wasch die Zitrone und reibe sie trocken

22. Reibe ungefähr die Hälfte der Schale ab

23. Verrühre die Zitronenschale mit dem Apfelmuss und Mascarpone zu einer Creme

24. Schneide den Kuchen in Stücke und serviere ihn mit der Creme

Apfelkuchen mit Haferflocken

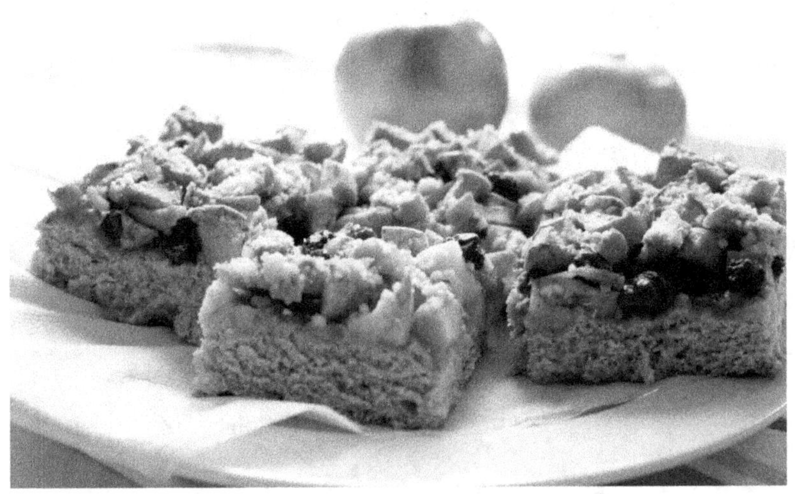

Zubereitungszeit: 60 Minuten

Nährwert:

Kalorien 280

Eiweiß 5 g

Fett 14 g

Kohlenhydrate 37 g

Zutaten:

4 mittelgroße Eier

5 Eiweiß

1,2 kg Äpfel

425 g Zucker

350 g Mehl

250 g Butter

100 g Haferflocken

50 g gehackte Pistazienkerne

½ Packung Backpulver

Der Saft einer Zitrone

Fett

Etwas Salz

Zubereitung:

1. Schäle die Äpfel, viertele sie und entferne das Kerngehäuse

2. Schneide die Äpfel in Spalten

3. Beträufle die Spalten mit Zitronensaft

4. Nimm dir eine Schüssel und verrühre darin das Fett mit 250 g Zucker und etwas Salz mit einem Schneebesen

5. Rühre die Eier nacheinander unter

6. Mische das Mehl und Backpulver unter

7. Nimm dir ein Backblech und fette es ein

8. Gib den Rührteig darauf und streiche ihn glatt

9. Verteile die Apfelspalten gleichmäßig auf dem Rührteig

10. Heize den Backofen auf 200 Grad vor und stell ihn auf Umluft

11. Lass alles für 20 Minuten backen

12. Gib derweil die 5 Eiweiß in eine Rührschüssel

13. Schlag sie mit dem Schneebesen steif, wobei du langsam 175 g Zucker darauf rieseln lässt

14. Schlag das Ganze, bis sich der Zucker gelöst hat und die Masse mit dem Eiweiß leicht glänzt

15. Hebe 75 g Haferflocken unter

16. Nimm den Kuchen aus dem Ofen

17. Stell den Ofen auf 225 Grad und Umluft ein

18. Verteile die Masse aus dem Eiweiß gleichmäßig auf den Kuchen

19. Backe alles nochmal für 6 bis 8 Minuten, bis alles goldgelb ist

20. Nimm den Kuchen aus dem Ofen und leg ihn zum Abkühlen auf ein Kuchengitter

21. Hack die Pistazienkerne ganz klein

22. Bestreue den Kuchen mit den Pistazienkernen und 25 g Haferflocken

23. Schneide ihn in Stücke und serviere ihn

Muffins mit Äpfeln und Haferflocken

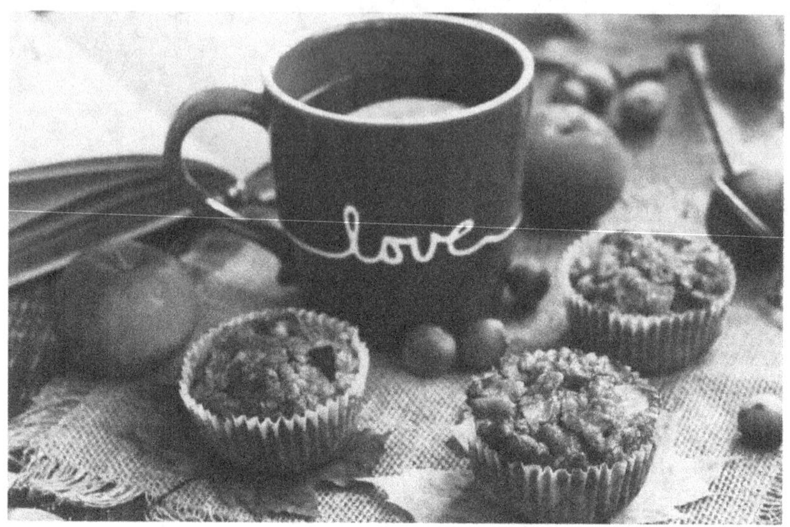

Zubereitungszeit: 50 Minuten

Nährwert:

Kalorien 180

Eiweiß 7 g

Fett 2 g

Kohlenhydrate 35 g

Zutaten:

1 mittelgroßer, geraspelter Apfel

2 Eiweiß

240 g Weizenvollkornmehl

170 g Haferflocken

150 g Rosinen

240 ml Buttermilch

3 EL Honig

3 TL Backpulver

1 ½ TL Zimt

½ TL Salz

12 Backförmchen aus Papier

Zubereitung:

1. Nimm eine große Schüssel zur Hand

2. Gib die Buttermilch, Haferflocken und Rosinen hinein und vermische alles

3. Nimm eine zweite Schüssel zur Hand

4. In der zweiten Schüssel vermengst du das Mehl, das Backpulver, Zimt und Salz

5. Rühre Eiweiß und Honig unter die Mischung aus Buttermilch und Haferflocken

6. Vermische die Buttermilch- und die Mehlmischung

7. Schäle den Apfel und rasple sie vom Kerngehäuse

8. Hebe den Apfel unter die Masse

9. Nimm eine Muffinform mit 12 Mulden

10. Leg diese mit den Backförmchen aus Papier aus

11. Verteile den Teig in den Förmchen

12. Heize den Backofen auf 175 Grad vor und stell ihn auf Umluft

13. Backe die Muffins für 20 bis 25 Minuten

14. Nimm sie heraus und lass sie für 10 Minuten in der Form abkühlen

15. Dann nimmst du die Muffins aus der Form heraus und legst sie zum Abkühlen auf ein Kuchengitter

Bienenstich mit Haferflocken und Mandeln

Zubereitungszeit: 120 Minuten

Nährwert:

Kalorien 380

Eiweiß 5 g

Fett 25 g

Kohlenhydrate 33 g

Zutaten:

1 mittelgroßes Ei

375 g Mehl

350 g weiche Butter

150 g Zucker

100 g Mandelstifte

100 g Haferflocken

75 g Butter

30 g frische Hefe

800 ml Milch

1/8 l Milch

5 EL Milch

4 EL Zucker

2 EL Honig

2 Packungen Puddingpulver mit Vanillegeschmack

Die abgeriebenen Schalen einer halben unbehandelten Zitrone

Ein wenig Salz

Fett und Mehl

Frischhaltefolie

Zubereitung:

1. Erwärme die 5 EL Milch

2. Gib das Mehl, Fett, Ei, den Zucker, das Salz und die Zitronenschalen in eine Rührschüssel

3. Bröckle die Hefe darüber

4. Gieß die erwärmte Milch dazu und verknete alles zu einem Hefeteig

5. Deck den Teig zu und lass ihn für 30 bis 45 Minuten gehen

6. Gib 600 ml der 800 ml Milch in einen Topf und koche sie auf

7. Verrühre die restlichen 200 ml der Milch mit dem Puddingpulver und dem Zucker und rühre das Ganze in die kochende Milch

8. Koch dann das Milchgemisch nochmal richtig auf und gib es in eine Schüssel

9. Deck es mit der Folie ab und lass es auskühlen

10. Nimm ein Backblech, fette es ein und bestäube es mit Mehl

11. Dann roll den Hefeteig auf dem Backblech aus

12. Lass den Teig noch einmal für 20 Minuten gehen

13. Schmelze derweil das Fett, den Zucker und den Honig für den Guss später

14. Gib die Mandeln und Haferflocken dazu und koch das Ganze kurz auf, bis es leicht braun wird

15. Rühre die Milch unter und stelle alles zum Abkühlen zur Seite

16. Verstreiche dann den lauwarmen Guss auf dem Hefeteig

17. Heize den Backofen auf 200 Grad vor und stell ihn auf Umluft

18. Backe den Kuchen für 16 bis 20 Minuten

19. Lass alles abkühlen

20. Schneide den Bienenstich in Streifen mit einer Breite von 4 bis 8 cm

21. Schneide die Streifen waagerecht auf

22. Nimm den Vanillepudding und rühre ihn mit dem Handrührgerät zu einer Creme

23. Schlage die Butter cremig weich auf

24. Rühre den Pudding langsam unter

25. Gib die Buttercreme auf die unteren Teile der Streifen des Bienenstichs

26. Lege dann die oberen Streifen wieder auf die unteren Streifen

27. Lass alles für mindestens eine Stunde abkühlen

28. Schneide dann den Kuchen in Portionsstücke

Haferflocken-Walnuss-Kuchen

Zubereitungszeit: 40 Minuten

Nährwert:

Kalorien 320

Eiweiß 9 g

Fett 15 g

Kohlenhydrate 39 g

Zutaten:

1 Apfel

1 Zitrone

4 Eier

250 g Butter

200 g brauner Zucker

150 g Dinkel-Vollkornmehl

150 Packung Weizenmehl

150 g Haferflocken

250 ml Milch

1 EL gemahlene Walnusskerne

1 Packung Backpulver

Etwas Zimt

Ein wenig Salz

1. Lege eine Kastenform mit Backpapier aus

2. Press die Zitrone aus

3. Schäle den Apfel und schneide ihn in Viertel

4. Entferne das Kerngehäuse und reibe den Apfel fein

5. Vermische den Apfel in einer Schale mit 2 EL Zitronensaft

6. Vermische das Dinkel- und Weizenmehl mit Backpulver, Zimt und Salz

7. Gib die Butter mit dem braunen Zucker in eine Rührschüssel und schlage sie schaumig

8. Schlag die Eier auf und rühre sie nacheinander unter

9. Rühre danach die Mehlmischung, die Nüsse und Haferflocken und den geriebenen Apfel unter

10. Rühre die Milch unter

11. Fülle den Teig in die Backform und streiche ihn glatt

12. Heize den Backofen auf 180 Grad vor

13. Gib die Backform auf die mittlere Schiene und lass sie für 50 Minuten backen

14. Lass alles abkühlen, schneide den Kuchen in Stücke und serviere ihn

KAPITEL *3:* HAFERFLOCKEN SÜSS

Du magst es süßer? Auch dann brauchst du nicht auf Haferflocken zu verzichten. Es gibt eine Reihe von Mahlzeiten und Snacks, die dich gesund mit Süßem versorgen.

Schokowaffeln mit Haferflocken und Bananenjoghurt

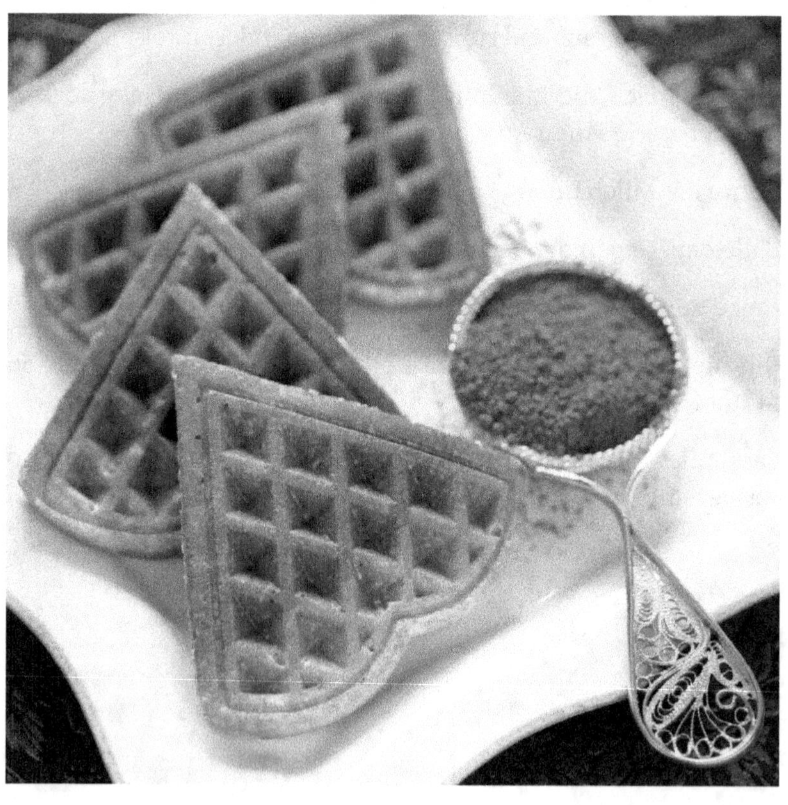

Zubereitungszeit: 30 Minuten

Nährwert:

Kalorien 245

Eiweiß 9 g

Fett 15 g

Kohlenhydrate 23 g

Zutaten:

1 Ei

1 kleine, reife Banane

125 g Joghurt

75 g Magerquark

75 g Mehl

40 g Margarine

10 g Haferflocken

110 ml Milch

1 EL Honig

1 EL Kakaopulver

Ein wenig Backpulver

Zubereitung:

1. Heize das Waffeleisen vor

2. Gib die Margarine und den Honig in eine Rührschüssel

3. Vermische beides, bis es schäumt

4. Schlag das Ei auf

5. Trenn das Eigelb vom Eiweiß

6. Gib das Eigelb und die Mischung aus der Margarine und dem Honig

7. Nimm eine weitere Schüssel zur Hand

8. Vermische darin das Mehl, die Haferflocken, das Kakao- und das Backpulver

9. Rühre die Mischung unter die Eigelbmasse

10. Rühre die Milch nun ebenfalls unter, bis ein zähflüssiger Teig daraus wird

11. Schlage das Eiweiß zu einem steifen Schnee

12. Hebe das Eiweiß unter den Teig

13. Backe nun 4 Waffeln aus dem Teig

14. Schäle die Banane, gib sie auf einen Teller und zerdrücke sie mit einer Gabel

15. Verrühre die Bananenmasse mit dem Joghurt und rühre alles glatt

16. Serviere die Masse zusammen mit den Waffeln

Scones mit Haferflocken

Zubereitungszeit: 30 Minuten

Nährwert:

Kalorien 250

Eiweiß 8 g

Fett 12 g

Kohlenhydrate 32 g

Zutaten:

2 Eier

1 Eigelb

400 g Weizen-Vollkornmehl

250 g Joghurt

120 g Haferflocken

100 g Butter

40 g Vollrohrzucker

1 Packung Backpulver

Etwas Salz

Zubereitung:

1. Mische das Mehl mit dem Backpulver, dem Zucker und einer Prise Salz

2. Gib die beiden Eier und die Butter Stück für Stück dazu

3. Mische alles mit einem Handmixer zu einem krümeligen Teig

4. Gib den Joghurt und 100 g der Haferflocken dazu und verknete alles zu einem Teig

5. Bereite eine Arbeitsfläche vor, indem du sie mit Mehl bestreust

6. Rolle den Teig auf der Arbeitsfläche aus, so dass er rund 2,5 cm dick ist

7. Stich mit einer Form runde Plätzchen aus

8. Nimm ein Backblech und lege es mit Backpapier aus

9. Leg die Teigplätzchen auf das Blech

10. Verquirle das Eigelb mit einem EL Wasser

11. Bestreiche die Scones damit

12. Nimm die restlichen Haferflocken und streue sie über die Scones

13. Heiz den Backofen auf 200 Grad vor

14. Leg das Backblech auf die mittlere Schiene und backe die Scones für 15 Minuten, bis sie goldgelb sind

15. Lass die Scones danach auf einen Rost für 20 bis 30 Minuten abkühlen, dann kannst du sie servieren

Erdnussriegel mit Rosinen und Haferflocken

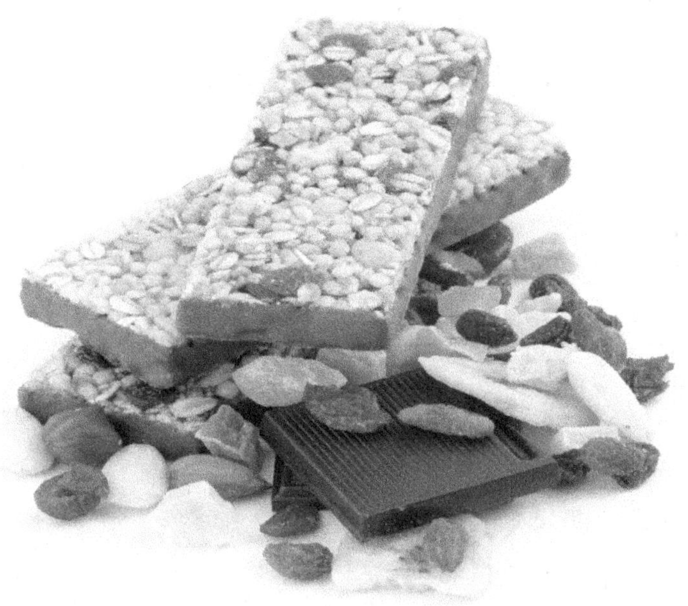

Zubereitungszeit: 20 Minuten

Nährwert:

Kalorien 120

Eiweiß 2 g

Fett 5 g

Kohlenhydrate 13 g

Zutaten:

1 halbe Orange

150 g Haferflocken

100 g ungesalzene Erdnüsse

100 g Honig

50 g Haferflecks

50 g Rosinen

30 g Butter

30 g Vollrohrzucker

Zubereitung:

1. Press die halbe Orange aus

2. Hack die Erdnüsse grob

3. Erhitze die Butter, den Zucker und den Honig in einem Topf, bis der Zucker geschmolzen ist

4. Gib einen TL Orangensaft, die Haferflocken, den Haferfleks und die Nüsse dazu und lass alles unter Rühren goldbraun werden

5. Rühr die Rosinen unter

6. Nimm ein Backblech und leg es mit Backpapier aus

7. Verstreich die Teigmasse auf dem Backblech

8. Heize den Backofen auf 150 Grad vor

9. Gib das Backblech auf die mittlere Schiene und lass alles für 10 bis 15 Minuten backen

10. Nimm das Backblech aus dem Ofen, während noch alles warm ist

11. Schneide die Riegel und lass alles vollständig auskühlen

Teigherzen

Zubereitungszeit: 105 Minuten

Nährwert:

Kalorien 130

Zutaten:

1 Ei

4 Eiweiß

300 g Mehl

300 g Zucker

225 g Butter

200 g Haferflocken

150 g rote Kirschen

50 g Zartbitter Kuvertüre

2 EL Lebkuchengewürz

Ein wenig Salz

Mehl

Frischhaltefolie, Backpapier, Gefrierbeutel

Zubereitung:

1. Gib das Mehl, 200 g Fett, 100 g Zucker, das Ei und das Lebkuchengewürz in eine Schüssel

2. Mische alles gut mit einem Handrührgerät durch

3. Knete es danach mit kühlen Händen zu einem glatten Teig

4. Wickle den Teig in eine Folie und lass ihn für eine Stunde abkühlen

5. Erhitze das restliche Fett in einer Pfanne und röste die Haferflocken darin, während du sie immer wieder wendest

6. Lass alles auf einem Teller abkühlen

7. Hacke derweil die 100 g Kirschen klein

8. Bereite eine Arbeitsfläche vor, indem du sie mit Mehl bestreust

9. Rolle den Teig dünn auf der Arbeitsfläche aus

10. Stich die Herzen mit einer Form aus

11. Bereite ein Backblech vor, indem du es mit Backpapier auslegst

12. Leg die Herzen auf das Backblech

13. Schlag das Eiweiß steif und lass etwas Salz und den restlichen Zucker hineinrieseln

14. Schlag das Eiweiß weiter, bis sich der Zucker komplett aufgelöst hat

15. Gib die Haferflocken und die Kirschen in die Baisermasse

16. Nimm einen Teelöffel und gib von der Masse kleine Häufchen auf die Teigherzen

17. Verstreich die Masse dabei ein wenig

18. Heize den Backofen auf 150 Grad vor

19. Back die Herzen für 35 bis 40 Minuten

20. Lass sie danach auf einem Kuchengitter abkühlen

21. Zerkleinere die Kuvertüre und schmelze sie in heißem Wasser

22. Fülle sie danach in einen kleinen Gefrierbeutel

23. Schneide eine Ecke des Gefrierbeutels ab

24. Spritz die Kurvertüre über die Herzen

25. Viertel die üblichen Kirschen und verteile sie auf die Plätzchen

Cookies mit Haferflocken und Rosinen

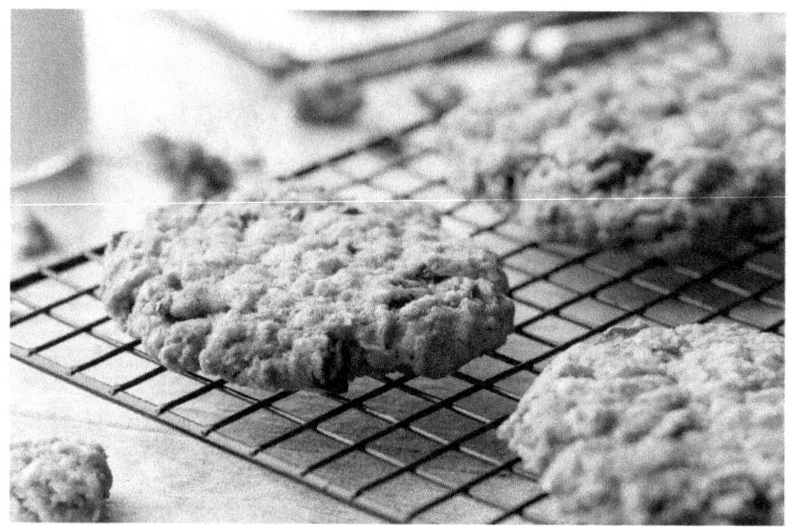

Zubereitungszeit: 40 Minuten

Nährwert:

Kalorien 130

Eiweiß 2 g

Fett 5 g

Kohlenhydrate 20 g

Zutaten:

1 Ei

225 g brauner Zucker

200 g Haferflocken

200 g Rosinen

150 g weiche Butter

150 g Mehl

1 Packung Vanillin Zucker

1 Packung Backpulver

Etwas Salz

Zubereitung:

1. Schneide die Butter in Stückchen und gib sie mit dem Zucker in eine Schüssel

2. Schlage das Ganze mit einem Schneebesen cremig

3. Mische den Vanillin Zucker und das Ei darunter

4. Siebe das Mehl und mische es mit dem Backpulver und ein wenig Salz

5. Gib das Ganze in die Mischung aus der Butter und dem Zucker

6. Vermische alles ordentlich und hebe dann die Haferflocken und Rosinen unter

7. Nimm dir zwei Backbleche und lege diese mit Backpapier aus

8. Nimm einen Esslöffel und steche damit 30 Portionen ab

9. Forme mit deinen Händen die Portionen zu Kugeln und verteile sie auf die Backbleche

10. Drücke die Kugeln mit einer Gabel flach

11. Heize den Backofen auf 175 Grad vor

12. Backe die Cookies für 15 bis 17 Minuten

13. Nimm die Backbleche aus dem Ofen und lass sie für 5 Minuten abkühlen

14. Leg die Cookies danach auf ein Kuchengitter und lass sie weiter abkühlen

Schokocookies mit Haferflocken

Zubereitungszeit: 30 Minuten

Nährwert:

Kalorien 300

Eiweiß 5 g

Fett 15 g

Kohlenhydrate 39 g

Zutaten:

1 mittelgroßes Ei

225 g Mehl

150 g weiche Butter

100 g Haferflocken

75 g Zartbitter- oder Vollmilchschokolade

75 g brauner Zucker

1 Packung Vanillin Zucker

Ein wenig Salz

Zubereitung:

1. Hack die Schokolade klein

2. Gib das Fett mit dem Zucker, dem Salz und dem Vanillin Zucker in eine Schüssel

3. Rühre alles mit einem Handrührgerät cremig

4. Rühre danach das Ei unter

5. Nach dem Ei, rühre das Mehl unter

6. Mische die Haferflocken und die Schokolade dazu

7. Leg zwei Backbleche mit Backpapier aus

8. Forme aus der Masse jeweils 6 Häufchen auf das Backpapier und drücke diese etwas flach

9. Heize den Backofen auf 200 Grad vor

10. Backe die Bleche nacheinander für 12 bis 16 Minuten

11. Lass die Cookies auskühlen

Crossies mit Haferflocken

Zubereitungszeit: 20 Minuten

Nährwert:

Kalorien 40

Eiweiß 1 g

Fett 3 g

Kohlenhydrate 5 g

Zutaten:

150 g Zartbitterschokolade

120 g Haferflocken

25 g Kürbiskerne

3 EL Honig

Zubereitung:

1. Hacke die Kürbiskerne klein

2. Gib die Haferflocken und die gehackten Kürbiskerne in eine Pfanne

3. Röste beides für 2 Minuten

4. Gib dann alles in eine Schüssel und verrühre es mit dem Honig

5. Hacke die Schokolade klein und schmelze sie über einem warmen Wasserbad

6. Gib die geschmolzene Schokolade zu der Mischung aus Haferflocken und Kürbiskernen

7. Vermenge alles ordentlich

8. Nimm ein Backblech und lege es mit Backpapier aus

9. Nimm einen Teelöffel und mach aus der Masse ungefähr 40 kleine Häufchen auf dem Backblech

10. Stell die Häufchen für eine Stunde kalt, dann kannst du sie servieren

Cookies mit Haferflocken und Cranberrys

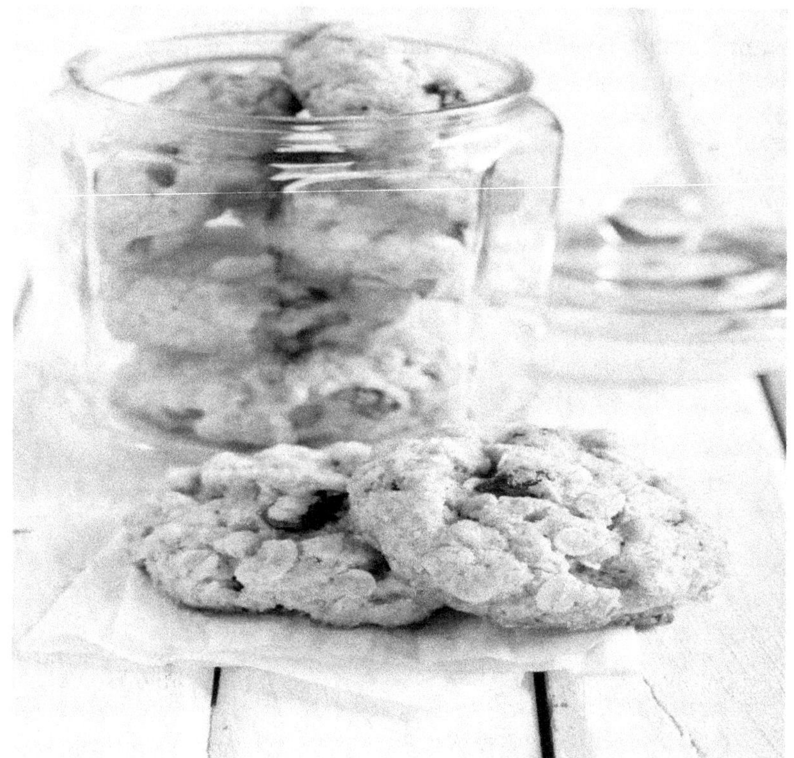

Zubereitungszeit: 35 Minuten

Nährwert:

Kalorien 200

Eiweiß 4 g

Fett 9 g

Kohlenhydrate 30 g

Zutaten:

1 Ei

250 g Mehl

150 g weiche Butter

100 g getrocknete Cranberrys

100 g Haferflocken

80 g brauner Zucker

80 g weißer Zucker

1 TL Vanilleextrakt

Etwas Salz

Zubereitung:

1. Gib die Butter und beide Zuckersorten in eine Schüssel und rühre sie mit einem Handrührgerät zu einer Creme

2. Rühre das Ei und den Vanilleextrakt darunter

3. Vermische das Mehl und Salz und rühre das dann auch unter

4. Rühre danach die Cranberrys und Haferflocken unter

5. Nimm zwei Löffel und forme damit ungefähr 19 flache Kleckse auf zwei Backbleche, die du vorher mit Backpapier ausgelegt hast

6. Heize den Ofen auf 200 Grad vor

7. Gib die Bleche eines nach dem anderen in den Ofen und backe die Cookies für 10 Minuten

8. Lass die Cookies danach auf einem Kuchengitter auskühlen

Kokos-Crunchies mit Haferflocken

Zubereitungszeit: 75 Minuten

Nährwert:

Kalorien 90

Eiweiß 1 g

Fett 5 g

Kohlenhydrate 9 g

Zutaten:

2 Eier

300 g Mehl

125 g weiche Butte und 20 g normale Butter

125 g brauner Zucker

100 g Milchschokolade

75 g Kokosraspeln

50 g Haferflocken

1 TL Spekulatiusgewürz

1 TL Backpulver

Etwas Salz

Zubereitung:

1. Heize den Backofen auf 200 Grad vor

2. Nimm dir zwei Backbleche und lege beide mit Backpapier aus

3. Vermische 125 g Butter, den Zucker und ein wenig Salz zu einer schaumig-cremigen Masse

4. Rühre die Eier nacheinander unter

5. Mische 300 g Mehl, Backpulver, Kokosraspeln, Haferflocken und Spekulatiusgewürz dazu

6. Verrühre zuerst alles mit einem Schneebesen und dann knete es mit deinen Händen

7. Forme aus dem Teig kleine Kugeln

8. Setze die Kugeln mit ein wenig Abstand auf die Bleche

9. Drücke sie mit einer Gabel flach

10. Backe die Bleche nacheinander für 10 Minuten im Ofen

11. Nimm die Bleche heraus und lass Crunchies auf einem Kuchengitter abkühlen

12. Brich die Milchschokolade in Stücke

13. Schmelze sie mit der restlichen Butter in einem heißen Wasserbad

14. Bestreiche immer zwei Kekse auf der glatten Seite mit der Schokobutter und dann drück sie zusammen

Haferflocken-Crunch mit Grapefruit-Mantel

Zubereitungszeit: 25 Minuten

Nährwert:

Kalorien 290

Eiweiß 5 g

Fett 6 g

Kohlenhydrate 53 g

Zutaten:

1 rosa Grapefruit

1 gelbe Grapefruit

150 g brauner Zucker

40 g Haferflocken

5 g Butter

4 EL brauner Zucker

3 EL Ahornsirup

Ein wenig Öl

Zubereitung:

1. Nimm ein Stück Alufolie und bestreiche es dünn mit Öl

2. Gib die Haferflocken und 3 EL Ahornsirup in eine beschichtete Pfanne und karamellisiere sie

3. Füge Butter dazu und rühre sie unter

4. Dann verteilst du alles auf der Alufolie und lässt es abkühlen

5. Halbiere die Grapefruits

6. Löse die inneren Segmente von der Schale

7. Lege ein Backblech mit Alufolie aus

8. Leg die Grapefruithälften darauf

9. Bestreue jede Hälfte mit 1 EL braunem Zucker

10. Beträufle jede Hälfte danach mit 1 TL Ahornsirup

11. Gratiniere alles auf einem vorgeheizten Grill für 10 Minuten

12. Richte die Grapefruithälften mit 1 EL Sahnejoghurt und dem Haferflocken-Crunch an

13. Beträufle jede danach mit 1 TL Ahornsirup

Butterwaffeln mit Haferflocken

Zubereitungszeit: 50 Minuten

Nährwert:

Kalorien 630

Eiweiß 15 g

Fett 45 g

Kohlenhydrate 53 g

Zutaten:

6 Eier

500 g cremiger Vollmilchjoghurt

500 g Mehl

450 g Schlagsahne

270 g Butter

150 g Haferflocken

120 g Zucker

50 g Mandelblättchen

250 ml Milch

4 Packungen Vanillin Zucker

1 Packung Backpulver

Ahornsirup

Ein wenig Salz

Zubereitung:

1. Nimm dir eine Pfanne

2. Gib 100 g der Haferflocken hinein und röste sie goldbraun

3. Nimm dir eine Schüssel

4. Gib 250 g Fett, 100 g Zucker, 1 Packung Vanillin Zucker und etwas Salz hinein

5. Schlage alles mit einem Handrührgerät schaumig

6. Schlag die Eier auf und rühre sie nacheinander unter

7. Vermenge die gerösteten Haferflocken mit dem Mehl und Backpulver

8. Verrühre die Mischung abwechselnd mit 250 g Sahne und Milch und stell alles beiseite

9. Schlage 200 g Sahne steif

10. Verrühre den Joghurt mit 3 Packungen Vanillin Zucker

11. Heb die Sahne unter und stell alles kalt

12. Zerlasse 20 g Fett in einer Pfanne

13. Füge 50 g Haferflocken, 20 g Zucker und die Mandeln dazu und röste alles goldbraun

14. Lass das Ganze auskühlen

15. Heize ein Waffeleisen vor

16. Backe nacheinander 12 Waffeln aus dem Teig

17. Leg sie auf eine Platte und serviere sie mit der Joghurtcreme, den gerösteten Haferflocken und dem Ahornsirup

Creme mit Kirschen und Haferflocken

Zubereitungszeit: 25 Minuten

Nährwert:

Kalorien 430

Eiweiß 5 g

Fett 25 g

Kohlenhydrate 33 g

Zutaten:

350 g Kirschen

350 g Schlagsahne

75 g Haferflocken

4 EL Kirschwasser

2 EL flüssiger Honig

Zubereitung:

1. Heize den Backofen auf 175 Grad vor und stell ihn auf Umluft

2. Nimm ein Backblech und verteile die Haferflocken darauf

3. Gib das Backblech in den Ofen und röste die Haferflocken für 7 Minuten

4. Schlag die Sahne steif, wobei du den Honig einfließen lässt

5. Rühre vorsichtig das Kirschwasser unter die Masse

6. Wasche die Kirschen und leg 4 davon zur Seite

7. Entsteine alle anderen Kirschen und vermische sie mit der Creme und ¾ der Haferflocken

8. Richte die Creme in Gläsern an

9. Verziere die Gläser mit den restlichen Kirschen und Haferflocken

Karamell-Cookies mit Haferflocken

Zubereitungszeit: 50 Minuten

Nährwert:

Kalorien 120

Eiweiß 2 g

Fett 5 g

Kohlenhydrate 15 g

Zutaten:

2 Eier

250 g Mehl

125 g Butter

100 g weißer Zucker

75 g brauner Zucker

75 g Karamell Toffees

50 g Haferflocken

50 g Zartbitterschokolade

1 Packung Vanillin Zucker

Ein wenig Backpulver

Ein wenig Salz

Zubereitung:

1. Hacke die Karamell Toffees klein

2. Nimm dir eine Schüssel und gib die Butter, den weißen und braunen sowie den Vanillin Zucker hinein, dazu noch das Salz und dann schlägst du alles mit einem Handrührgerät schaumig

3. Schlag die Eier auf und rühre sie unter

4. Vermische das Mehl, die Haferflocken und das Backpulver und rühre die Mischung langsam unter

5. Rühre die gehackten Karamell Toffees unter

6. Nimm dir ein Backblech und lege es mit Backpapier aus

7. Mach mit einem Teelöffel ungefähr 30 kleine Teighäufchen auf dem Backblech

8. Drück die Häufchen ein wenig flach

9. Heize den Backofen auf 175 Grad und Umluft vor

10. Gib die Backbleche in den Ofen und Backe die Cookies für 15 Minuten

11. Nimm sie heraus und lass sie auf einem Kuchengitter für 20 Minuten abkühlen

12. Hack die Schokolade klein und schmelze sie über einem Wasserbad

13. Verziere die Cookies mit der geschmolzenen Schokolade und lass alles trocknen bevor du sie servierst

Makronen mit Haferflocken und Hagebutten-Konfitüre

Zubereitungszeit: 60 Minuten

Nährwert:

Kalorien 60

Eiweiß 2 g

Fett 2 g

Kohlenhydrate 10 g

Zutaten:

2 Eier

125 g Haferflocken

180 g Hagebutten-Konfitüre

50 g gemahlene Mandelkerne

30 g Zucker

Zubereitung:

1. Nimm dir eine Pfanne ohne Fett
2. Gib die Haferflocken hinein und röste sie leicht
3. Nimm sie sofort wieder heraus und lass sie auskühlen
4. Nimm die Eier und schlag sie auf
5. Trenn das Eiweiß vom Eigelb

6. Schlag das Eiweiß mit einem Handrührgerät steif, bis es sich schneiden lässt

7. Gib nach und nach den Zucker und 100 g der Konfitüre dazu

8. Heb die Mandeln und Haferflocken vorsichtig unter

9. Nimm ein Backblech und lege es mit Backpapier aus

10. Gib den Teig als kleine Häufchen auf das Backblech

11. Schneide eine Vertiefung in den Rücken der Makronen

12. Heiz den Backofen auf 150 Grad vor und stell ihn auf Umluft

13. Back die Makronen für 30 Minuten

14. Während die Makronen noch heiß sind, füll sie mit 80g der Konfitüre und lass sie auf dem Backblech für eine Stunde auskühlen

15. Verpacke die Makronen in Dosen oder serviere sie sofort

Kapitel 4: Haferflocken

Hauptmahlzeiten

Die Haferflocken sind so gesund, dass sie es sogar geschafft haben, sich zu richtigen Hauptmahlzeiten zu mausern. Hier findest du ein paar Ideen, wie sie sich dafür verwenden lassen.

Schweineschnitzel mit einer leckeren Kruste aus Haferflocken

Zubereitungszeit: 30 Minuten

Nährwert:

Kalorien 330

Eiweiß 25 g

Fett 15 g

Kohlenhydrate 30 g

Zutaten:

1 Schweineschnitzel

1 Ei

1 Zwiebel

125 g Kartoffeln

80 g Möhren

15 g Haferflocken

1 EL Milch

1 TL Öl

Ein wenig Salz

Etwas Pfeffer

Eine Zitronenscheibe

Etwas Petersilie

Schnittlauchröllchen

Zubereitung:

1. Schäle die Kartoffeln

2. Lass sie für 15 Minuten in Salzwasser kochen

3. Putze die Möhren, schäle sie und schneide sie in Würfel

4. Gare die Möhren für 5 Minuten in kochendem Salzwasser

5. Lass die Möhren abtropfen

6. Schäle die Zwiebel und schneide sie in kleine Würfel

7. Schlage das Ei auf und verquirle es

8. Wasche das Schnitzel und tupfe es trocken

9. Würze das Schnitzel mit Salz und Pfeffer und wende es im Ei

10. Streu die Haferflocken auf allen Seiten über das Schnitzel

11. Erhitze das Öl in einer beschichteten Pfanne

12. Gib das Schnitzel in die Pfanne und brate es für 4 Minuten von jeder Seite

13. Nimm das Schnitzel aus der Pfanne

14. Gib die Zwiebeln hinein und dünste sie im Bratfett an

15. Füge 2 EL Möhren hinzu und dünste sie ebenfalls an

16. Gieß die Kartoffeln ab und stampfe sie mit einem Kartoffelstampfer

17. Füge die Milch hinzu und rühre sie unter

18. Gib die restlichen Möhren darunter

19. Schmecke das Püree mit Salz und Pfeffer ab

20. Gib das Schnitzel, das Püree und die Mischung aus Zwiebeln und Möhren auf einen Teller

21. Verziere alles mit den Schnittlauchröllchen, der Zitronenscheibe und der Petersilie und serviere das Ganze

Frikadelle aus Kidneybohnen mit Joghurtdip

Zubereitungszeit: 40 Minuten

Nährwert:

Kalorien 530

Eiweiß 18 g

Fett 35 g

Kohlenhydrate 33 g

Zutaten:

1 rote Zwiebel

1 Knoblauchzehe

1 Möhre

1 Zucchini

1 Bund Petersilie

¼ Bund Majoran

500 g Kidneybohnen

300 g griechischer Joghurt

4 EL Olivenöl

4 EL Haferflocken

4 EL Walnusskerne

1 EL Tomatenmark

1 EL Zitronensaft

Etwas Salz und Pfeffer

Ein wenig Paprikapulver

Gemahlener Kümmel

Zubereitung:

1. Schäle die Zwiebeln, den Knoblauch und die Möhre und hacke sie fein

2. Erhitze 2 EL Öl in einer Pfanne

3. Gib die Zwiebel, den Knoblauch und die Möhre hinzu und dünste sie für 3 Minuten

4. Gib das Tomatenmark dazu und röste alles für 2 bis 3 Minuten

5. Mahle die Haferflocken in einer Mühle fein

6. Hacke die Walnüsse ganz fein

7. Wasch die Petersilie, trockne sie und hacke sie

8. Zerdrücke die Kidneybohnen mit einer Gabel

9. Gib alle Zutaten in eine Schüssel und würze sie mit dem Salz, Pfeffer, Paprikapulver und dem Kreuzkümmel

10. Knete alles mit den Händen und forme daraus 12 kleine Frikadellen

11. Erhitze einen EL Öl in einer Pfanne

12. Gib 6 Frikadellen hinein und brate sie für 3 Minuten bei mittlerer Hitze

13. Dann brate die anderen 6 Frikadellen

14. Gib die Frikadellen danach in eine Auflaufform

15. Heize den Backofen auf 200 Grad bei Umluft vor

16. Backe die Frikadellen für 10 Minuten

17. Putze die Zucchini, wasche sie und rasple sie fein

18. Wasch den Majoran, schüttel ihn trocken und hacke ihn klein

19. Verrühre die Zucchiniraspeln mit dem Majoran, dem Joghurt und dem Zitronensaft

20. Schmecke die Mischung mit Salz und Pfeffer ab

21. Serviere die Frikadellen mit dem Dip

Hähnchenfilets mit Haferflocken-Panade

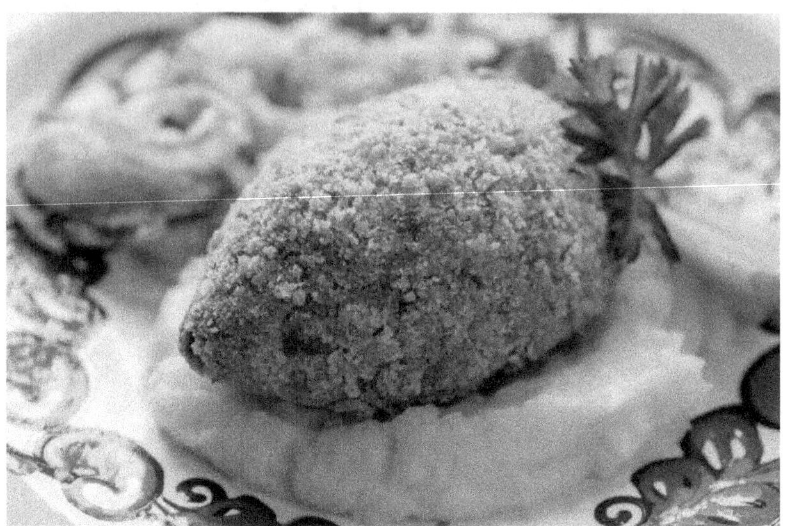

Zubereitungszeit: 30 Minuten

Nährwert:

Kalorien 680

Eiweiß 49 g

Fett 35 g

Kohlenhydrate 50 g

Zutaten:

2 Eier

4 Hähnchenfilets

5 Stiele Petersilie

1 Knoblauchzehe

400 g Haferflocken

30 g geriebener Parmesankäse

20 g Pinienkerne

50 ml Olivenöl

4 EL Öl

3 EL Mehl

3 EL Paniermehl

Basilikum

Salz

Pfeffer

Holzspießchen

Zubereitung:

1. Wasch die Kräuter und tupfe sie trocken

2. Zupf die Blättchen ab

3. Schäle den Knoblauch und püriere ihn mit Salz und den Pinienkernen

4. Püriere die Kräuter, den Parmesan und das Olivenöl zu einem dicken Pesto, wobei du das Olivenöl immer nur langsam hinzugießt

5. Würze alles mit Salz und Pfeffer

6. Wasch die Hähnchenfilets und tupfe sie trocken

7. Schneide eine Tasche in die Filets

8. Fülle die Filets mit dem Pesto und verschließe sie mit den Holzspießen

9. Würze das Fleisch mit Salz und Pfeffer

10. Schlag die Eier in einen tiefen Teller und verquirle sie

11. Gib das Mehl in einen zweiten tiefen Teller

12. Gib die Haferflocken und das Paniermehl in einen dritten Teller

13. Wende das Fleisch zuerst im Mehl und klopfe den Übschuss ab

14. Zieh das Fleisch dann durch das Ei und wende es in den Haferflocken, wobei du es dort gut andrückst

15. Wiederhole das Ganze noch einmal

16. Erhitze das Öl in einer großen Pfanne

17. Gib das Fleisch in die Pfanne und brate es bei geringer Hitze für 12 Minuten

18. Wende das Fleisch beim Braten mehrmals, damit die Panade nirgendwo zu dunkel wird

19. Nimm das Fleisch aus der Pfanne, richte es mit den Beilagen auf einem Teller an und serviere es

KAPITEL 5: HAFERFLOCKEN BROT

Ein gesundes Brot gefällig? Mit Haferflocken kein Problem. Sieh dir unsere Ideen an und nimm dir die heraus, die dir am meisten gefällt.

Brot aus Haferflocken und Quark

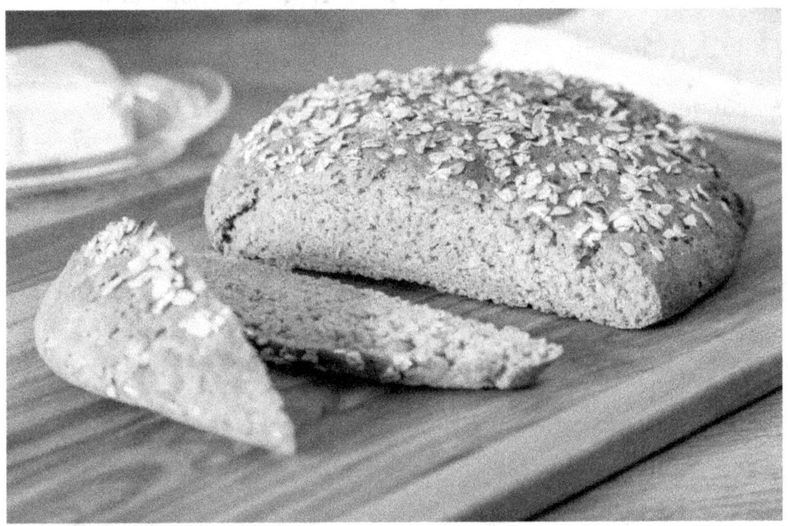

Zubereitungszeit: 65 Minuten

Zutaten:

3 Eier

1 Eier

500 g Magerquark

500 g Haferflocken

2 Packungen Backpulver

1 TL Salz

Zubereitung:

1. Schlag die Eier in eine Schüssel auf

2. Verrühre die Eier und mische den Quark und den geriebenen Apfel darunter

3. Gib die Haferflocken, das Backpulver und das Salz dazu und knete alles zu einem Teig

4. Nimm dir eine Kastenform und lege sie mit Backpapier aus

5. Fülle den Teig ein

6. Heize den Ofen auf 180 Grad vor und stell ihn auf Umluft

7. Backe das Brot für 50 Minuten

Haferflockenbrot mit Sesam

Zubereitungszeit: Mehr als zwei Stunden

Zutaten:

660 g Weizenmehl

75 g Haferflocken

30 g Sesam

15 g Butter

0,5 l Wasser

0,25 l Milch

1 Würfel frische Hefe

1 TL Zucker

1 TL Salz

Zubereitung:

1. Fette eine Kastenform ein

2. Nimm dir einen kleinen Topf

3. Gib die Haferflocken, das Wasser und das Salz hinein und koche alles zu einem Brei

4. Lass die Masse abkühlen

5. Gib das Mehl in eine große Schüssel

6. Erwärme die Milch und Butter und gib sie zum Mehl

7. Zerbrösel die Hefe in eine Tasse, gib den Zucker dazu und rühre beides mit einem Teelöffel glatt

8. Gib das Ganze zum Mehl in die Schüssel und knete alles durch

9. Füge den Haferflockenbrei und die Sesamkörner hinzu

10. Knete alles kräftig

11. Decke alles ab und lass es für eine Stunde gehen. Das Volumen sollte sich dabei etwa verdoppeln.

12. Knete alles noch einmal durch. Gib dabei ein wenig Mehl dazu.

13. Heize den Backofen auf 190 Grad vor

14. Gib den Teig in die Kastenform und pinsel ihn mit Wasser ein

15. Bestreu alles mit Haferflocken

16. Back das Brot für 45 Minuten

17. Stürz das Brot aus der Form und lass es auf einem Kuchengitter abkühlen

Haferflockenbrot mit Buttermilch

Zubereitungszeit: 70 Minuten

Zutaten:

300 g Dinkelvollkornmehl

150 g Haferflocken

500 ml Buttermilch

2 EL Apfelessig

1 Packung Trockenhefe

1 TL Salz

1 TL Brotgewürz

Zubereitung:

1. Gib die Haferflocken, das Dinkelvollkornmehl, die Trockenhefe, das Salz und das Brotgewürz in eine Schüssel und mische alles

2. Gib die Buttermilch und den Apfelessig dazu und verrühre alles zu einem Teig

3. Nimm dir eine Kastenform und lege sie mit Backpapier aus

4. Gib den Teig in die Form

5. Stell die Form in den kalten Ofen

6. Stell den Ofen auf 200 Grad mit Ober- und Unterhitze

7. Back das Brot für eine Stunde

8. Nimm es aus dem Ofen und der Form und lass es abkühlen

Haferflockenbrot mit einem Apfel

Zubereitungszeit: 70 Minuten

Zutaten:

3 Eier

1 Apfel

500 g Magerquark

500 g Haferflocken

1 TL Salz

2 Packungen Backpulver

Zubereitung:

1. Reibe den Apfel klein

2. Schlag die Ier auf und vermische sie mit dem Quark und dem geriebenen Apfel

3. Gib die Haferflocken, das Backpulver und das Salz hinzu und verknete alles zu einem Teig

4. Lege eine Kastenform mit Backpapier aus

5. Gib den Teig in die Form und streiche ihn glatt

6. Heiz den Ofen auf 180 Grad und Umluft vor

7. Back das Brot für 50 Minuten

8. Lass das Brot danach richtig auskühlen und serviere es

Haferflockenbrot mit Leinsamen

Zubereitungszeit: mehr als zwei Stunden

Zutaten:

350 g Mehl

150 g Haferflocken

10 g Salz

10 g Zucker

350 ml Wasser

1 Würfel frischer Hefe

3 EL Leinsamen

Zubereitung:

1. Lass die Hefe im Wasser auflösen

2. Nimm dir eine Schüssel und gib das Mehl, die Haferflocken, die Leinsamen, das Salz und den Zucker hinein

3. Verrühre alles und lass es für 30 Minuten gehen

4. Bereite eine Arbeitsfläche vor, indem du sie einmehlst

5. Nimm den Teig aus der Schüssel und falte ihn zusammen

6. Lass ihn noch einmal für 30 Minuten gehen

7. Wälze das Brot dann in den Haferflocken

8. Leg ein Backblech mit Backpapier aus

9. Leg das Brot auf das Blech und schneide es oben ein

10. Lass es noch einmal für 20 Minuten gehen

11. Heiz den Backofen auf 200 Grad und Umluft vor

12. Gib das Backblech mit dem Teig in den Ofen

13. Nimm ein zweites Backblech und gib darin das Wasser

14. Gib das Backblech mit dem Wasser unter das Backblech mit dem Teig, das bringt eine schöne Kruste

15. Backe es für 35 bis 40 Minuten

16. Lass das Brot abkühlen und genieße es

Haferflockenbrot mit Möhren

Zubereitungszeit: 75 Minuten

Nährwert:

Kalorien 193

Eiweiß 6 g

Fett 1 g

Kohlenhydrate 39 g

Zutaten:

1 Möhre

400 g Dinkelvollkornmehl

400 g Dinkelmehl

150 g Haferflocken

500 ml lauwarmes Wasser

2 TL Rübenkraut

1 TL Salz

2 Packungen Trockenhefe

Eine Handvoll Kürbiskerne

1. Vermische das Mehl mit der Hefe, den Haferflocken und dem Salz

2. Gib das Rübenkraut dazu

3. Gieß das Wasser hinein und knete alles gut durch

4. Decke das Ganze ab und lass es an einem warmen Ort für 40 Minuten ziehen

5. Raspel die Möhre und knete sie unter den Teig

6. Nimm dir eine Backform und lege sie mit Backpapier aus

7. Bestreue die Form mit Kürbiskernen

8. Schneide das Brot oben ein

9. Lass es für 30 Minuten gehen

10. Heize den Backofen auf 200 Grad vor

11. Back das Brot für 40 Minuten, wobei du eine Schale Wasser in den Ofen stellst, damit das Brot nicht austrocknet

12. Stell den Backofen dann auf Unterhitze und 180 Grad und backe das Brot für weitere 15 Minuten

13. Nimm das Brot aus dem Ofen und der Form

14. Lass alles ordentlich abkühlen und serviere es dann

KAPITEL *6*: HAFERFLOCKEN UND NOCH

MEHR

Der Fantasie sind auch mit Haferflocken keine Grenzen gesetzt. Wenn du dich also richtig anstrengst, findest du noch eine Menge mehr, was du damit anstellen kannst. Einige Beispiele kannst du hier nachlesen.

Rübli-Muffins mit Haferflocken

Zubereitungszeit: 60 Minuten

Nährwert:

Kalorien 340

Eiweiß 9 g

Fett 15 g

Kohlenhydrate 43 g

Zutaten:

6 Eier

250 g Möhren

250 g Zucker

125 g Puderzucker

100 g gemahlene Mandeln

100 g gemahlene Haselnüsse

50 g Haferflocken

50 g Mehl

2 EL Zitronensaft

½ TL Backpulver

1 Packung Vanillin Zucker

Etwas Salz

Ein wenig Zimt

Die abgeriebene Schale einer halben Zitrone

Gemahlene Pistazien, Mandelblättchen, Süßigkeiten und bunte Zuckerschrift

Etwas Fett

Zubereitung:

1. Putze die Möhren, wasche sie und reibe sie fein

2. Beträufel die Möhren mit Zitronensaft

3. Schlag die Eier auf und trenn das Eiweiß vom Eigelb

4. Stell das Eiweiß kalt

5. Gib das Eigelb, den Zucker, das Salz, den Vanillin Zucker, Zimt und die Zitronenschale in eine Schale und rühre alles schaumig

6. Füge die Mandeln und Nüsse dazu und rühre sie unter

7. Füge das Mehl, Backpulver, die Haferflocken und die Möhren hinzu und rühre alles durch

8. Schlage das Eiweiß steif und verrühre die Hälfte davon im Teig, während du den Rest nach und nach unterhebst

9. Nimm eine Muffinform, fette sie ein und fülle sie zu ¾ mit dem Teig

10. Heiz den Backofen auf 200 Grad und backe die Muffins für 12 bis 15 Minuten

11. Stürz die Muffins aus der Form und lass sie auf einem Kuchengitter richtig auskühlen

12. Fette die Form erneut ein und wiederhole alles mit dem Rest des Teigs

13. Gib den Puderzucker und ein wenig Wasser in eine kleine Schüssel und rühre beides glatt

14. Verziere die Muffins mit dem Puderzuckerguss und füge Mandeln, Pistazien, Süßigkeiten und die Zuckerschrift so hinzu, wie es dir gefällt

Dickmilch mit Früchten und Haferflocken

Zubereitungszeit: 15 Minuten

Nährwert:

Kalorien 160

Eiweiß 3 g

Fett 2 g

Kohlenhydrate 33 g

Zutaten:

150 g Ananas

50 g Dickmilch

10 g Cranberrys

1 TL Haferflocken

1 TL Honig

Ein wenig Melisse

Zubereitung:

1. Nimm dir eine Pfanne ohne Fett

2. Gib die Haferflocken hinein und röste sie

3. Hack die Cranberrys grob

4. Verrühre die gehackten Cranberrys mit der Dickmilch

5. Schäle die Ananas und schneide das Fruchtfleisch in Stücke

6. Rühre die Ananas unter die Dickmilch

7. Richte alles in einem Glas an und bestreue es mit den Haferflocken

8. Träufel den Honig darüber und verziere es mit der Melisse

9. Serviere es und genieße

Ananas-Bananen-Drink mit Haferflocken

Zubereitungszeit: 10 Minuten

Nährwert:

Kalorien 130

Eiweiß 3 g

Fett 2 g

Kohlenhydrate 33 g

Zutaten:

½ reife Ananas

2 reife Bananen

250 ml Apfelsaft

4 El Haferflocken

3 EL Zitronensaft

1 Stück Ingwer

1 Prise Muskat

Zubereitung:

1. Schäle die Ananas und schneide sie in Spalten

2. Würfle das Fruchtfleisch

3. Gib die Ananas in einen Standmixer

4. Schäle die Bananen und schneide sie in Scheiben

5. Vermische die Bananen mit 3 EL Zitronensaft

6. Schäle den Ingwer und würfle ihn fein

7. Gib ihn zusammen mit den Bananen und dem Saft in den Mixer

8. Füge den Apfelsaft hinzu und püriere alles

9. Fülle das Ganze in Gläser und richte es mit den Haferflocken und Muskat an

Aprikosen-Salat mit Haferflocken-Krokant

Zubereitungszeit: 25 Minuten

Nährwert:

Kalorien 290

Eiweiß 5 g

Fett 3 g

Kohlenhydrate 53 g

Zutaten:

1 Limette

800 g Aprikosen

200 g Himbeeren

150 g Vollmilch-Joghurt

50 g Zucker

30 g Haferflocken

30 g Puderzucker

4 EL Honig

Zubereitung:

1. Gib 50 g Zucker in eine Pfanne und karamellisiere ihn

2. Gib die Haferflocken dazu

3. Streiche das Gemisch auf eine Alufolie und lass alles abkühlen

4. Wasch die Limette mit heißem Wasser und reib sie trocken

5. Schäle die Limette

6. Hack die Limettenschale fein

7. Halbiere die Limette und press sie aus

8. Verlese die Himbeeren

9. Nimm dir hälfte der Himbeeren und halbiere sie

10. Wasch die Aprikosen, halbiere und entsteine sie, danach schneidest du sie in Spalten

11. Mariniere die Aprikosen und Himbeeren mit 3 EL Limettensaft und dem Honig

12. Verrühre den Joghurt mit dem restlichen Limettensaft in einer Schale und füge den Puderzucker hinzu

13. Zerbrösel den Krokant auf der Alufolie

14. Gib die Aprikosenspalten und Himbeeren in eine Schale und bestreue sie mit dem Haferflocken-Krokant

15. Reiche dazu den Limettenjoghurt

Heidelbeer-Aprikosen-Schichtcreme mit Haferflocken Crunch

Zubereitungszeit: 15 Minuten

Zutaten:

3 Aprikosen

450 g Vollmilch-Joghurt

200 g Heidelbeeren

100 g Haferflocken

50 g gehackte Mandeln

25 g Butter

3 EL brauner Zucker

1 EL Honig

1 TL Honig

1 TL Zitronensaft

1 Packung Vanillin Zucker

Etwas Fett

Zubereitung:

1. Schmelze die Butter in einem Topf

2. Rühre den braunen Zucker und 1 EL Honig gut darunter

3. Gib die Haferflocken und Mandeln dazu

4. Röste alles für 2 bis 3 Minuten

5. Nimm ein Backblech zur Hand und fette es ein

6. Verteile die Masse auf dem Backblech

7. Heize den Ofen auf 175 Grad mi Umluft vor

8. Röste alles für 7 bis 10 Minuten

9. Lass das Ganze abkühlen

10. Verlese die Heidelbeeren, wasche sie und lass sie abtropfen

11. Püriere den Joghurt mit dem Vanillin Zucker und den Heidelbeeren

12. Wasch die Aprikosen und reibe sie trocken

13. Halbiere die Aprikosen und entferne die Steine

14. Schneide die Aprikosenhälften in Würfel

15. Vermenge die Aprikosen mit 1 TL Honig und dem Zitronensaft

16. Hacke den Mandel-Crunch grob

17. Schichte die Aprikosen, den Mandel-Crunch und den Joghurt in Gläser

18. Verziere alles mit den restlichen Heidelbeeren

Joghurt-Schmand-Creme mit Himbeeren und Haferflocken

Zubereitungszeit: 20 Minuten

Nährwert:

Kalorien 330

Eiweiß 8 g

Fett 15 g

Kohlenhydrate 35 g

Zutaten:

300 g Vollmilch-Joghurt

250 g Schmand

250 g Himbeeren

50 g Zucker

25 g Haferflocken

4 TL Himbeerkonfitüre

1 Packung Vanillin Zucker

Himbeeren und Melisse

Zubereitung:

1. Röste die Haferflocken in einer Pfanne ohne Fett und lass sie auskühlen

2. Verrühre den Joghurt mit dem Zucker und dem Vanillin Zucker

3. Gib den Schmand in einen Rührbecher und schlage ihn zu einer Creme auf

4. Habe den Schmand unter die Joghurtmasse

5. Verteile die Himbeeren in 4 Gläser

6. Gieß die Creme darüber

7. Rühre pro Glas 1 TL Konfitüre in die Creme und bestreue alles mit Haferflocken

8. Verziere die Gläser mit Himbeeren und Melisse

Dessert aus Buttermilch mit Früchten und Haferflocken-Crunchies

Zubereitungszeit: 45 Minuten

Nährwert:

Kalorien 360

Eiweiß 9 g

Fett 3 g

Kohlenhydrate 73 g

Zutaten:

1 Glas Kirschen

3 Blatt Gelatine

80 g Haferflocken

500 ml Buttermilch

2 EL Zucker

4 TL flüssiger Honig

1 TL Puderzucker

2 Stiele Zitronenmelisse

1 Packung Puddingpulver mit Vanillegeschmack

Zubereitung:

1. Gieß die Kirschen ab, aber fang den Saft auf

2. Ergänze den Saft mit Wasser, bis daraus ein halber Liter wird

3. Nimm 5 EL von dem Saft und rühre ihn mit dem Puddingpulver an

4. Koche den Rest des Saftes auf

5. Rühre das Puddingpulver hinein

6. Koche alles auf und lass es für eine Minute köcheln

7. Hebe die Kirschen vorsichtig unter

8. Stelle das Kompott abgedeckt zur Seite

9. Weiche die Gelatine in Wasser ein, drücke sie auf und lass sie sich auflösen

10. Rühre 3 bis 4 EL Buttermilch in die Gelatine und rühre alles in die übrige Buttermilch

11. Stell alles für 15 bis 20 Minuten kalt, bis die Buttermilch anfängt, zu gelieren

12. Schichte das Kompott und die Buttermilch-Creme in Gläser und stelle alles kalt

13. Röste die Haferflocken in einer Pfanne ohne Fett ein wenig an

14. Bestreue das Ganze mit Zucker und lass ihn karamellisieren

15. Nimm die Haferflocken aus der Pfanne und lass sie auf dem Backpapier auskühlen

16. Zerbrösel die Haferflocken und bestreue sie auf das Kompott

17. Bestäube alles mit jeweils einem TL Honig

18. Wasche die Melisse, schüttel sie trocken und bestäube sie mit Puderzucker

19. Verziere die Desserts mit den Melissenblättchen

Pfannkuchen aus Haferflocken

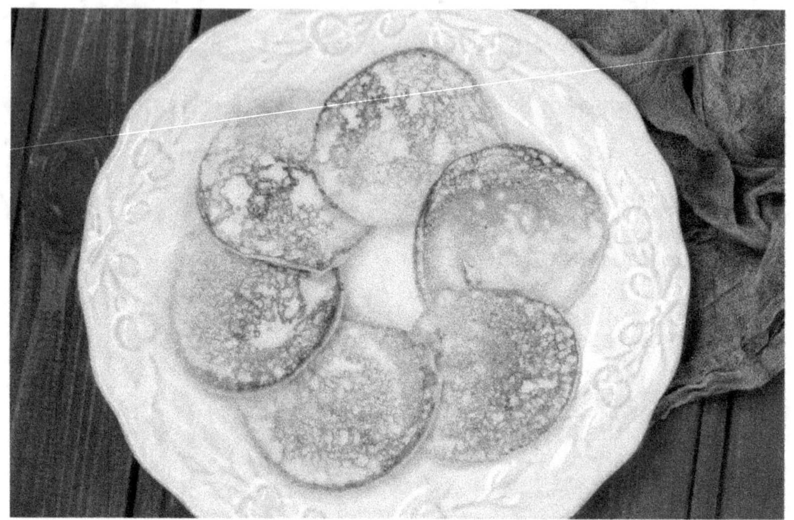

Zubereitungszeit: 30 Minuten

Nährwert:

Kalorien 390

Eiweiß 19 g

Fett 15 g

Kohlenhydrate 37 g

Zutaten:

1 Ei

1 Kiwi

150 g Erdbeeren

20 g Mehl

20 g Vanille-Dessert mit Frischkäse

10 g Haferflocken

10 g Butter

50 ml fettarme Milch

Zitronenmelisse

Zubereitung:

1. Schlag das Ei auf und gib es zusammen mit der Milch und dem Mehl in eine Schüssel

2. Verrühre alles zu einem Pfannkuchenteig

3. Lass den Teig für 15 bis 20 Minuten quellen

4. Wasch die Erdbeeren und lass sie abtropfen, danach putzt du sie

5. Schneide die Erdbeeren in Scheiben

6. Schäle die Kiwi und schneide sie auch in Scheiben

7. Röste die Haferflocken in einer Pfanne ohne Fett und nimm sie heraus

8. Gib etwas Fett in die heiße Pfanne und lass es schmelzen

9. Gib die Hälfte der Haferflocken und die Hälfte des Teigs in die Pfanne

10. Backe unter Wenden einen dünnen, goldbraunen Pfannkuchen

11. Backe aus dem Rest der Haferflocken und des Teigs einen weiteren Pfannkuchen

12. Richte beide mit Früchten und dem Vanille-Joghurt auf einem Teller an und verziere sie mit der Melisse

Haferflocken-Quark-Puffer mit Erdbeeren

Zubereitungszeit: 45 Minuten

Nährwert:

Kalorien 500

Eiweiß 17 g

Fett 18 g

Kohlenhydrate 63 g

Zutaten:

2 Eier

2 kleine Bananen

500 g Erdbeeren

350 g Äpfel

175 g Magerquark

100 g Haferflocken

40 g Butter

30 g gemahlene Haselnüsse

30 g Rosinen

15 g Vollkorngrieß

15 EL Zucker

3 EL Zitronensaft

2 EL Honig

Zubereitung:

1. Lass den Quark abtropfen

2. Rühre die Eier und den Honig schaumig an

3. Rühre den Quark unter

4. Hebe die Haferflocken, den Gries, die Rosinen und die Nüsse unter

5. Lass alles für 20 bis 30 Minuten quellen

6. Wasch die Erdbeeren und putze sie

7. Schäle die Bananen und schneide sie in Scheiben

8. Mische die Erdbeeren mit den Bananen und 2 EL Zitronensaft sowie dem Zucker

9. Wasche die Äpfel, tupfe sie trocken und schäle sie

10. Stech die Kerngehäuse aus und rasple die Äpfel

11. Mische sie mit dem restlichen Zitronensaft und hebe sie unter die Puffermasse

12. Gib 1 EL Fett in eine Pfanne und erhitze es

13. Gib 3 EL der Masse als kleine Puffer in die Pfanne

14. Brate sie auf jeder Seite 1 bis 2 Minuten goldbraun

15. Verteile sie auf einem Teller, wen sie noch heiß sind

16. Bestreue sie mit Obstsalat und Zimtzucker

17. Serviere sie

SCHLUSSWORT

Jetzt hast du ganz viele Möglichkeiten gesehen, was sich alles mit den Haferflocken so anstellen lässt. Damit hast du eine Auswahl von einfach bis anspruchsvoll, von sehr gesund bis naja, sehr süß. Es ist nun an dir, dich an die Rezepte zu wagen.

Wenn du mit dem Kochen beginnst, vergiss nicht, dass du die Rezepte immer variieren kannst. Pass sie deinen Vorlieben und deinem Geschmack an. Dann wirst du viel und eine lange Freude daran haben. Viel Spaß und guten Appetit!

Impressum